DES CAUSES

DE LA

FIÈVRE TYPHOÏDE

ET

DES MOYENS D'EMPÊCHER SON DÉVELOPPEMENT ET SA PROPAGATION

Conférence faite au Palais des Facultés, le 4 février 1887

PAR LE

DOCTEUR EUGÈNE GAUTREZ

Professeur suppléant à l'Ecole d'Accouchement de Clermont-Ferrand
Médecin du Lycée et de l'Ecole normale d'Instituteurs
Lauréat de l'Ecole de Clermont et de la Faculté de Paris

CLERMONT-FERRAND
TYPOGRAPHIE ET LITHOGRAPHIE G. MONT-LOUIS
Rue Barbançon, 2
1887

DES CAUSES

DE LA

FIÈVRE TYPHOÏDE

ET

DES MOYENS D'EMPÊCHER SON DÉVELOPPEMENT ET SA PROPAGATION

Conférence faite au Palais des Facultés, le 4 février 1887

PAR LE

Docteur Eugène GAUTREZ

Professeur suppléant à l'École d'Accouchement de Clermont-Ferrand
Médecin du Lycée et de l'École normale d'Instituteurs
Lauréat de l'École de Clermont et de la Faculté de Paris

CLERMONT-FERRAND

TYPOGRAPHIE ET LITHOGRAPHIE G. MONT-LOUIS

Rue Barbançon

1887

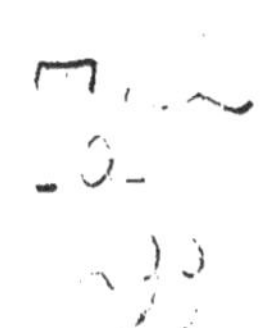

DES CAUSES

DE

LA FIÈVRE TYPHOÏDE

ET

DES MOYENS D'EMPÊCHER SON DÉVELOPPEMENT ET SA PROPAGATION

MESDAMES, MESSIEURS (1),

Il y a dix ans, dans une discussion de l'Académie de Médecine, restée célèbre, sur les causes de la fièvre typhoïde, un membre de cette Académie avait osé manifester l'espoir *« que nous pourrions un jour fouler sous nos pieds ces fléaux naturels. »*

Il fut vivement relevé par un de ses collègues qui profita de l'occasion pour prononcer contre les doctrines Pastoriennes désormais trop envahissantes un réquisitoire foudroyant, dans lequel il traitait les espérances humanitaires de son contradicteur « *d'utopie malsaine, de vaine déclamation* ».

Fort heureusement, la voix si autorisée et d'ordinaire si écoutée du professeur Chauffard ne devait pas trouver d'écho en cette circonstance. « Une théorie « qui n'avait pour toute conséquence que de paralyser l'hygiène et de décourager les chercheurs n'avait pas de chance de rencontrer d'adeptes parmi les « savants de notre époque (2). »

Les sciences médicales, malgré les efforts de Chauffard et de quelques autres pour les en détourner, entrèrent bravement et résolûment dans la voie qui leur

(1) Depuis l'époque à laquelle a été faite cette conférence, la science s'est enrichie de faits nouveaux surtout au point de vue de l'étude du bacille typhique et de la contamination des eaux alimentaires. Nous avons cru devoir faire quelques modifications et quelques additions à notre travail pour qu'il fût entièrement au courant de ces progrès scientifiques.

(2) J. Arnould. Étiologie et prophylaxie de la fièvre typhoïde. — Paris, 188[illegible].

était ouverte par les merveilleuses découvertes de M. Pasteur et réalisèrent en peu de temps d'excellents et solides progrès.

Un de nos professeurs distingués de l'Ecole de Clermont, M. le Dr Bousquet, vous contait naguère, dans un langage fort éloquent, les succès véritablement surprenants de la chirurgie contemporaine. Je viens aujourd'hui vous entretenir d'une des belles conquêtes de la Médecine et de l'Hygiène et je crois pouvoir formuler devant vous, sans soulever les mêmes protestations que Noël Guéneau de Mussy à l'Académie de Médecine, cette opinion que : « *La fièvre » typhoïde est une maladie destinée à diminuer sensiblement dès aujourd'hui et à » disparaître complètement dans un temps plus ou moins rapproché par les pro- » grès de l'hygiène.* »

Rien n'est plus vrai, à mon humble avis qui n'est d'ailleurs que celui de savants fort distingués (1), et c'est la vérité de cette assertion que je vais essayer de vous démontrer dans le cours de cette conférence.

Je ne prétends point évidemment, Messieurs, traiter complétement, en une heure, devant vous, ce problème si important et si complexe de la fièvre typhoïde; je ne puis vous en tracer ici que les grandes lignes. Mais ce que je tiens avant tout à faire ressortir à vos yeux, c'est l'impulsion considérable que les théories microbiennes ont imprimée à la question, les progrès étonnants qu'elles lui ont fait réaliser et la distance qu'il nous reste désormais à parcourir pour arriver au but tant désiré. — Bien heureux si je puis vous bien faire comprendre comment nous parviendrons à nous débarrasser de ce fléau dont on a dit qu'il était « *le meilleur critérium de la salubrité d'une ville, à tous les points de vue* ».

Pour que ce problème de la suppression de la fièvre typhoïde puisse être résolu d'une façon satisfaisante que faut-il ?

1° Trouver la ou les causes de la maladie ;

2° Déterminer ses moyens de propagation ;

3° Etablir les conditions les plus propices à cette propagation.

Ces différents facteurs une fois connus, il semble que le résultat ne soit pas bien loin d'être atteint. Essayons.

I

CAUSE DE LA FIÈVRE TYPHOIDE.

Vous savez, Messieurs, que la fièvre typhoïde est une maladie de nos climats ; qu'elle y est *endémique*, c'est-à-dire qu'on en rencontre à chaque instant des cas isolés, aussi bien dans les campagnes que dans les villes et qu'il n'est nullement besoin, pour expliquer son apparition, d'invoquer une importation exotique presque impossible d'ailleurs à admettre pour quiconque connaît les pays chauds (2). Vous savez encore que sous certaines influences, la maladie

(1) Brouardel, — Congrès international de Vienne, 26 septembre 1887.

(2) « Sur les navires-transports destinés au renouvellement des troupes et du personnel de nos » colonies, la fièvre typhoïde, fréquente à l'aller, disparaît à peu près complètement au retour. » J. Moursou. Archives de Médecine Navale 1885. — Mémoire couronné du prix de Médecine Navale.

peut sévir sur un grand nombre de personnes à la fois, devenir *épidémique* et qu'enfin elle peut se transmettre d'une personne à une autre, être transportée loin du foyer d'origine, en un mot qu'elle est *contagieuse*.

Il n'est peut-être même, à l'heure actuelle, personne d'entre vous qui n'ait eu l'occasion de voir un malheureux atteint de fièvre typhoïde. Il n'est personne, à coup sûr, qui ne se soit demandé quelle pouvait bien être la cause de cette terrible affection.

La cause en est bien chétive, Messieurs. La fièvre typhoïde est un exemple, entre bien d'autres, de la toute-puissance de ces infiniment petits, de ces êtres invisibles qui nous entourent et nous assiègent sans cesse, dont la puissance ne nous est jamais révélée que par leurs méfaits et auxquels on a donné le nom de « *Microbes* ».

On peut dire en effet, dans l'état actuel de nos connaissances, que la fièvre typhoïde est due à la pénétration dans notre organisme de germes infectieux, de microbes qui vont y produire ces troubles profonds, lesquels constitueront la maladie.

Cette notion du parasitisme de la fièvre typhoïde, soupçonnée depuis fort longtemps, n'a été véritablement mise en lumière que depuis les beaux travaux de M. Pasteur sur les ferments figurés et encore n'est-ce que depuis quelques mois à peine que le bacille spécifique a été véritablement reconnu et mis en quelque sorte hors de contestation.

Quelque intérêt qu'il y aurait à cela, il m'est impossible de remonter ici aux raisons qui ont fait admettre, en principe, que les maladies contagieuses et infectieuses devaient être dues à l'action d'un microbe spécifique. Le fait intéressant pour nous c'est que ce microbe devint l'objet des recherches d'une foule d'observateurs. Pour la fièvre typhoïde, en particulier, on trouva dans le sang, la rate, les parois intestinales, les déjections des individus morts de la fièvre typhoïde, des micro-organismes qui furent signalés par Recklinghausen, Klein, Socoloff, Brovicz, Klebs, Eberth, Graffky, Meyer, Friedlander, M. Raynaud, Bouchard, Cornil et Babès, etc... Parmi ces micro-organismes, l'un d'eux, bien décrit par Eberth, isolé ensuite par Graffky, a été retrouvé par presque tous les autres observateurs et est devenu, en ces derniers temps, l'objet de recherches spéciales de la part de MM. Chantemesse et Widal. On avait pu s'assurer déjà de sa présence dans la rate des typhoïsants en y prenant directement du sang, pendant la vie, par une ponction faite à l'aide d'un trocart stérilisé. (Maragliano, Lucatello, Philippowicz, Neuhaus.)

Malheureusement, les expériences d'inoculations sur les animaux ne donnèrent aucun résultat positif : nous ne connaissons pas jusqu'ici d'espèces animales capables de prendre la fièvre typhoïde.

Ce microbe ainsi trouvé chez les typhoïsants était-il réellement la cause de la maladie ? voilà ce qu'il fallait démontrer, d'autant plus que jamais on n'avait pu le retrouver ni dans l'air ni dans l'eau, les deux sources présumées de toute infection typhoïde.

La question en était là, quand MM. Brouardel et Chantemesse durent, au mois d'août dernier, se rendre à Pierrefonds pour y rechercher la cause d'une épidémie qui avait sévi dans trois maisons de cette ville et qui sur 23 habitants de ces maisons en avait atteint 20 et tué 4. — Beaucoup d'entre vous, Messieurs, ont sans doute entendu parler de cette malheureuse famille venue pour passer ses vacances à Pierrefonds et qui paya un si large tribut à l'épidémie. Sur 7 personnes dont se composait cette famille, y compris 2 domestiques, toutes furent atteintes. Deux d'entre elles, déjà âgées, n'échappèrent à une mort certaine que grâce au bénéfice d'une atteinte antérieure; des cinq autres, quatre parmi lesquelles les deux domestiques, moururent : une seule eut raison du terrible fléau après une grave et longue maladie. — MM. Brouardel et Chantemesse ne tardèrent pas à découvrir que la cause de tout le mal était l'eau d'un puits qui recevait les infiltrations d'une fosse d'aisances voisine dans laquelle avaient été déversées des déjections typhoïdiques. L'eau de ce puits, examinée au microscope, présenta les mêmes micro-organismes que ceux trouvés chez les individus atteints de la fièvre typhoïde, c'est-à-dire les bacilles considérés comme pathogènes de la fièvre typhoïde par Eberth et Graffky. Il y en avait 25,000 par litre. Comme aucun des autres puits de Pierrefonds, qui n'avaient du reste aucune raison d'être incriminés, ne présenta ces mêmes microbes, il y avait tout lieu de penser qu'on était bien en présence du véritable germe nocif. Pour arriver à une démonstration plus précise, M. Chantemesse et son collaborateur M. Widal, pratiquèrent dans la rate de malades atteints de fièvre typhoïde au 10e jour une piqûre fort inoffensive du reste et en retirèrent quelques gouttelettes de sang.

« Traitées comme les eaux de Pierrefonds, les gouttes de sang ainsi obtenues » donnèrent des colonies de bacilles dont le développement, les caractères » morphologiques et biologiques, le mode de culture, la sporulation et la colo- » ration se montrèrent identiques aux colonies isolées dans l'eau de Pierre- » fonds.

» La valeur spécifique de ces bacilles semble donc hors de toute contesta- » tion, » ajoutait M. Brouardel, « en communiquant ces faits à l'Académie » des Sciences, dans la séance du 16 décembre 1886, et nous pouvons » conclure qu'on a trouvé dans l'eau de Pierrefonds la preuve figurée de » sa nocuité ».

Or à la même époque MM. Chantemesse et Widal isolaient le bacille typhique de l'eau d'une borne-fontaine de la rue des Basselins alimentée par le réservoir de Ménilmontant, à Paris. Cinq membres d'une même famille, buvant à cette fontaine, avaient contracté presque en même temps la fièvre typhoïde.

Plus récemment encore, ils l'ont trouvé, et seulement après nombre de recherches faites sur les diverses eaux distribuées à Clermont-Ferrand où a régné l'épidémie que nous savons, dans le réservoir particulier d'une maison alimentée par les eaux de la ville. Il est donc permis de dire que le bacille spécifique de la fièvre est aujourd'hui connu et déterminé et que c'est bien celui décrit par Eberth et isolé par Graffky. C'est ce que M. Chantemesse a traduit de la façon suivante : « *En résumé, presque constamment nous trouvons, sur le* » *vivant comme sur le cadavre, et cela, seulement chez les typhiques et pendant la* » *période d'état, un micro-organisme toujours le même, bien défini, présentant un* » *ensemble de caractères qui lui assignent une place spéciale dans la classifica-*

» *tion bactériologique. Nous sommes donc en droit de conclure que ce micro-organisme est bien spécifique de la fièvre typhoïde* (1). »

Ce bacille se présente sous la forme d'un bâtonnet allongé, ovoïde, terminé par des extrémités arrondies comme une aiguille émoussée à ses deux bouts. D'un contour fin, il est formé d'une substance homogène et difficile à colorer, prenant mal les couleurs d'aniline. On arrive cependant à l'imprégner avec la safranine, la fuchsine, le violet de Methyl. B., le bleu de Méthylène. Il est en général trois fois plus long que large; ses dimensions varient, d'ailleurs, avec le genre et le degré de la culture. Il est doué de mouvements particuliers très vifs et présente sur la pomme de terre une réaction caractéristique : Il y prospère et se multiplie sans culture apparente à l'œil nu.

Il est facultativement anaérobie et cultive dans le vide.

Il se multiplie par sporulation ou scissiparité. La sporulation se fait à l'extrémité du bâtonnet. La spore apparait sous forme d'une petite sphère claire, réfringente, non colorée et se différencie très nettement du bacille qui s'est imprégné de matière colorante.

Les limites de la température qui permet la formation des spores sont comprises entre 19° et 43°; mais c'est surtout entre 30° et 40° et plus particulièrement à 37° que la sporulation se fait facilement après 4 à 5 jours d'étuve. En deçà et au delà de ces températures, le bacille se multiplie par scissiparité et finit par disparaître.

L'eau est un excellent milieu de culture du bacille typhique qui y séjourne et vit plus ou moins longtemps suivant les degrés de souillure et de température de cette eau. Ainsi, si l'on ensemence avec ce micro-organisme un tube de l'eau de l'Ourcq (eau fortement chargée de matières organiques) après l'avoir préalablement stérilisée, on peut garder la culture pendant plusieurs mois à la température de 10 à 15° sans que le microbe ait subi le moindre affaiblissement dans sa qualité et sa quantité. « Nous en avons examinés, dit M. Chantemesse, préparés de la sorte qui après trois mois formaient des colonies aussi » riches et aussi rapides dans leur développement que si on les avait conservés dans leur meilleur bouillon de culture. Si on utilise de l'eau de l'Ourcq » sans stérilisation préalable, les bacilles s'y conservent moins longtemps (2). » Un certain degré de souillure de l'eau ne serait donc pas favorable à la persistance du bacille; c'est ce que M. Pouchet (3) confirme en nous apprenant que, contrairement aux idées admises jusqu'ici, « c'est dans l'eau pure que le bacille » se développe le mieux. Sa prolifération est arrêtée dans les milieux riches » en matières organiques, de quelque nature qu'elles soient. »

Dans le sol, le bacille typhique avec ou sans spores se conserve beaucoup moins longtemps que dans l'eau. Cependant il peut y séjourner pendant plusieurs semaines et ses spores résistent plus de 3 mois à la dessiccation.

Il présente une grande résistance aux acides. Le sublimé au 1/20,000e et le sulfate de quinine au 1/800e empêchent sa culture (Chantemesse et Widal). Les sels de cuivre, de potassium, d'ammonium, même en proportion assez minime s'opposent à son développement (G. Pouchet). En revanche, l'acide phénique est un médiocre moyen de désinfection.

Enfin, M. G. Pouchet, à la suite d'une série d'expériences, a pu dire que « les conditions de développement de ce micro-organisme étaient enfermées » dans des limites assez étroites et qu'un assez grand nombre de circonstances » étaient capables d'amener sinon sa destruction, tout au moins l'arrêt de son » développement (4). » Ce sont là, évidemment, des résultats dont il faut se louer au point de vue de l'hygiène sanitaire.

D'où vient le bacille typhique? Qu'est-ce qui le produit? Telles sont les questions qu'il nous reste à résoudre pour que notre premier facteur soit complètement connu.

(1) Société médicale des Hôpitaux. — Séance du 25 février 1887.
(2) Chantemesse et Widal. — Loco citato.
(3) G. Pouchet — Communication à l'Académie de médecine — 26 avril 1887.
(4) G. Pouchet, Loc. cit.

Nous savons, grâce aux belles expériences de M. Pasteur, que tous les êtres vivants, si petits qu'ils soient, naissent de germes, de parents semblables à eux-mêmes. Le bacille typhique ne saurait évidemment faire exception à la loi commune. La conclusion légitime qu'il en faut tirer, c'est que: tout bacille ayant son ancêtre, tout cas de fièvre typhoïde provient d'un cas antérieur et que même dans les circonstances où la filiation ne peut être suivie, il faut admettre l'existence de la contagion.

Le bacille provient, en effet, des typhoïsants qui l'émettent au dehors par leurs produits excrémentitiels, surtout leurs déjections et parfois l'urine. L'organisme du typhique, à la température de 39 à 40°, est un excellent milieu de culture pour le bacille et on comprend facilement que la sporulation puisse s'y effectuer et que dès lors les garde-robes qui entraînent au dehors les produits d'élimination de certaines glandes ulcérées de l'intestin, siège de prédilection du micro-organisme, contiennent non-seulement le bacille facile à détruire, mais encore les spores qui résistent à presque toutes les causes de destruction (1).

C'est là l'explication de l'origine fécale incontestable et incontestée de la fièvre typhoïde qui a fait croire si longtemps que le micro-organisme naissait de toutes pièces au milieu des matières de vidanges et même des produits de la putréfaction.

Le bacille n'est produit que par le typhoïsant à la période d'état. Pendant la convalescence on ne retrouve plus chez celui-ci le germe pathogène. Ainsi MM. Chantemesse et Widal qui 7 fois sur 10 ont pu retirer le bacille en culture pure de la rate des vivants, dans la période d'état, n'ont obtenu que des résultats négatifs à la période de convalescence. Ce sont là, je pense, des faits importants et fort intéressants au point de vue qui nous occupe.

II.

MOYENS DE PROPAGATION.

Nous voilà donc en possession de notre premier facteur : *le bacille typhogène*, cause déterminante de la fièvre typhoïde. Nous avons maintenant à rechercher comment il se propage.

Pour cela, nous sommes obligés de suivre les matières excrémentitielles qui le contiennent, au sortir du malade, et de chercher ce qu'elles vont devenir.

Dans le plus grand nombre des cas, ces matières iront rejoindre le sol, soit parce qu'elles auront été simplement répandues et abandonnées à sa surface, comme cela arrive malheureusement beaucoup trop souvent ; soit encore par les infiltrations des fosses d'aisances et des égouts non étanches, des puits perdus, des ruisseaux servant d'égouts à certaines villes et enfin des fontaines et ruisseaux ayant servi à laver des linges souillés de matières typhiques. Elles pourront encore parfois être projetées directement dans l'eau, comme nous le verrons plus tard.

(1) Chantemesse. Loc. cit.

C'est donc le sol qui est le réceptacle le plus habituel du poison typhogène et c'est de là qu'il sortira pour venir jusqu'à nous. Ce qui ne veut pas dire que la terre soit un milieu de passage nécessaire pour le poison, ni qu'il en doive forcément sortir pour produire la maladie. Nous avons maintes preuves du contraire dans la contamination directe de l'eau et dans l'innocuité de certains terrains pourtant infectés, comme celui de Gennevilliers près Paris et de quelques autres en Angleterre et en Allemagne, irrigués par les eaux d'égouts, où la fièvre typhoïde n'est ni plus fréquente ni plus grave qu'ailleurs.

Comment donc le bacille quittera-t-il le sol pour pénétrer dans notre organisme ?

Ici nous avons à considérer deux points : *la surface du sol* et *sa profondeur*.

Les matières jetées à la surface peuvent en effet y séjourner ou être entraînées dans la profondeur par les pluies ou une humectation quelconque mais suffisante de cette surface. La profondeur recevra en outre les infiltrations dont nous avons parlé plus haut.

1° Si les matières sont à la surface, elles ont bien des chances de prendre l'état pulvérulent et de retourner à l'atmosphère sous l'action du moindre vent, de redevenir par conséquent dangereuses. Mais la dispersion, la diffusion des bacilles dans l'air fera qu'un individu, à moins d'être exposé pendant fort longtemps au foyer typhogène, n'en absorbera qu'un fort petit nombre et il n'y aura pas infection si son organisme est sain et résistant ; du moins, étant donné le peu d'étendue des surfaces ainsi infectées d'ordinaire, ne verrons-nous apparaître que des cas tout à fait isolés et le plus souvent aussi très légers.

2° Si la matière est à la profondeur, ou le bacille sera détruit par les fermentations qui s'y opèrent sans cesse, ou il s'y conservera.

Admettons qu'il s'y conserve et cela ne fait doute pour personne que, dans certaines conditions, il y ait conservation du micro-organisme, puisque dans l'épaisseur des premières couches terrestres, on rencontre des quantités prodigieuses de microbes et particulièrement de bacilles. M. Miquel en a compté jusqu'à *900,000* dans un gramme de terre pris à 20 centimètres de profondeur. M. Chantemesse nous a appris, d'autre part, que le bacille se conservait dans le sol et que ses spores y résistaient plus de 3 mois à la dessiccation. Comment donc en sortira-t-il ?

Ici deux voies lui sont offertes : *l'air* et *l'eau*, et c'est l'action de ces deux intermédiaires que nous allons maintenant étudier.

§ 1er. — *L'Air.*

L'air, avons-nous dit, peut contenir, avec les poussières de la surface du sol, les germes infectieux qui y sont mélangés et par là devenir dangereux. C'est par le même mécanisme que l'on voit apparaître des épidémies ou que la fièvre typhoïde redouble d'intensité, dans les villes où elle est endémique, lorsque des remuements de terrains, des tranchées exécutées pour des travaux publics mettent à nu les couches de terre profondes. « *Ce qui était profondeur devient surface, ce qui était humide se dessèche, voilà où est le danger* (1). » Deux épidémies apparues à Francfort et à Nancy dans ces conditions, sont des exemples remarquables de ce mode d'action de l'air.

Mais s'il n'y a pas eu de remuements de terrains, comment expliquer la sortie du bacille du sol ?

On a invoqué alors cette circonstance que vous connaissez tous, à savoir : qu'il existe entre l'air du sol et celui de l'atmosphère des échanges incessants, échanges puissamment influencés par les oscillations verticales de la nappe souterraine, la dépression barométrique et surtout la température intérieure de nos habitations qui fait pénétrer souvent, avec force, dans nos appartements, l'air du sol et tout ce qu'il est capable de charrier. S'il y a des germes infectieux dans le sol, il est donc probable que l'air qui le traverse va ramener ces germes à la surface pour les diffuser ensuite dans l'atmosphère.

Cela est en effet vrai, ainsi que MM. Renke et Miquel l'ont démontré même pour un faible courant d'air, mais à une condition extrêmement importante : *c'est que la terre soit sèche.* Si la terre est humide, l'air qui en sort est toujours microscropiquement pur et ne peut par conséquent être le point de départ d'aucune infection. Toutefois, là encore, nous n'aurons que des cas isolés ou bénins pour les mêmes motifs que nous exposions plus haut.

Faut-il voir, Messieurs, dans ces échanges de l'air du sol et de celui de l'atmosphère une des causes de ce phénomène si curieux de l'existence de la fièvre typhoïde surtout en été et en automne ?

On peut en effet admettre, jusqu'à un certain point, qu'en été et au commencement de l'automne, c'est-à-dire pendant la période des sécheresses, le niveau de la nappe souterraine s'abaissant sensiblement et laissant à nu des couches imprégnées qui se dessècheront, les échanges de l'air du sol et de celui de l'atmosphère augmentent, et que les germes infectieux du sol se trouvent par suite diffusés dans l'atmosphère en beaucoup plus grande quantité qu'en hiver ou au printemps, périodes pendant lesquelles la terre congelée ou humide ne laisse passer aucun micro-organisme. De là, en été et en automne, des cas plus ou moins nombreux de fièvre typhoïde qui, suivant les circonstances, peuvent devenir à leur tour le point de départ de foyers infectieux, lesquels se propageront et se généraliseront constituant l'épidémie. Mais cette explication pour être vraisemblable ne laisse point que d'être sujet à contestations et nous verrons plus loin qu'il en existe d'autres plus plausibles de cette recrudescence estivo-autumnale de la fièvre typhoïde qui est certainement un des points les plus curieux de l'histoire étiologique de cette maladie.

L'air, c'est donc un fait certain, agit dans la genèse de la fièvre typhoïde, comme véhicule de corpuscules pathogènes. Mais ne peut-il avoir un autre mode d'action ? Par exemple, n'est-ce pas à lui qu'il faut imputer toutes ces épidémies attribuées aux émanations des fosses d'aisances, des égouts, des ruisseaux stagnants qui longent ou traversent certaines villes, des dépôts d'immon-

(1) J. Arnould. — Etiologie et prophylaxie de la fièvre typhoïde. — Paris 1883.

dices accumulés dans certaines rues? N'est-ce pas lui qui avec ces émanations nous apporte les germes typhogènes?

Nous ne nions pas le fait, Messieurs ; mais quoique les exemples de ce mode d'infection abondent dans l'histoire de la fièvre typhoïde, nous croyons pouvoir dire qu'on a beaucoup exagéré l'influence des émanations fécales et putrides comme facteurs de cette maladie.

On a incriminé dans beaucoup de cas la cause qui frappait le plus les sens et on a laissé de côté les causes réelles qui demandaient pour être découvertes une étude plus attentive. On a accusé en somme ces émanations de donner la fièvre typhoïde sans savoir, ainsi que le fait justement observer le professeur Arnould de Lille, ce qu'elles pouvaient être ou ce qu'elles pouvaient bien contenir.

Or vous savez qu'il faut, tout d'abord, pour qu'elles soient dangereuses, que les matières qui émettent ces émanations contiennent le poison typhogène. Alors même, ce poison peut-il être amené jusqu'à nous par ces émanations ?

Voici ce que répond l'expérimentation.

1° MM. Miquel et Nægeli ont démontré que : *l'air circulant autour d'une masse putride émettant à distance des odeurs insupportables reste microscopiquement pur si cette masse est humide*.

2° Ces mêmes auteurs et bien d'autres avec eux (Soyka, Wernich, etc.) ont encore démontré que : *l'air qui circule à la surface d'un liquide putride est microscopiquement pur, c'est-à-dire ne contient aucun germe, si le courant n'est pas assez fort pour pulvériser du liquide hors de la masse ou si le mouvement du liquide ne projette pas de particules dans l'air*.

Or cette quasi immobilité est bien, je pense, le cas des égouts et des ruisseaux stagnants, des fosses d'aisances. Encore ici peut-on admettre jusqu'à un certain point que les gaz qui viennent crever à la surface, par suite de la fermentation active des matières, projettent en se dégageant des particules liquides dans l'air, particules qui peuvent être entraînées au dehors et donner la fièvre à ceux qui restent *longtemps* exposés à leur action.

3° Il a encore été démontré par MM. Wernich et Soyka de Munich, Rozahegi de Buda-Pesth que : *l'air des égouts n'a pas la tendance que l'on croit à s'élever en hauteur, en raison de la densité qu'il doit à sa sursaturation par la vapeur d'eau ; qu'au contraire (en été du moins), sa masse chemine par adhérence suivant le courant de l'eau, c'est-à-dire de haut en bas.*

4° Il y a plus. L'air des égouts a été examiné au microscope et tous les observateurs ont été frappés *du peu d'abondance des germes que l'on rencontre dans ce milieu qu'on jugeait à priori très impur*. M. Miquel nous apprend qu'au grand collecteur du boulevard Sébastopol à Paris, l'air des égouts ne contient que 880 bactéries par mètre cube, c'est-à-dire 3 fois moins que l'air des maisons particulières qui en a de 2 à 3,000 et beaucoup moins que l'air des hôpitaux dans lequel on en compte de 7 à 8,000.

Ces expériences ont d'autant plus de valeur qu'elles concordent singulièrement avec les recherches du docteur Port, qui s'est astreint, pendant de longues années, à étudier, chambre par chambre, l'histoire et la distribution topographique des épidémies qui ont régné dans les sept casernes de Munich.

Jamais il n'a acquis la conviction que la fièvre typhoïde affectionnât le voisinage des latrines.

A Vienne en Autriche, en Irlande, au Brésil, en France, des faits analogues ont été observés par des hommes d'une compétence indiscutable. « Si je consulte mes souvenirs, nous raconte le professeur Bouchardat, j'y trouve un argument dont je ne m'exagère du reste pas l'importance pour montrer que les déjections alvines des malades atteints de fièvre typhoïde ne sont pas aussi redoutables au point de vue de l'infection miasmatique de l'air qu'on pourrait le supposer.

« Pendant les vingt-deux années que j'ai passées à l'Hôtel-Dieu, je me livrais » souvent, ainsi que mes fils et plusieurs autres employés ou enfants de la » maison, aux plaisirs de la pêche dans le petit bras de la Seine si poisson- » neux avant les travaux de canalisation. Entraînés par la passion du pêcheur » nous endurions patiemment les émanations des matières de vidanges qui à » cette époque se rendaient immédiatement dans la rivière et se desséchaient » sur les dalles des cagnards. Les déjections des malades atteints de la fièvre » typhoïde n'y manquaient pas. Ma mémoire ne me fournit le souvenir d'aucun » cas de fièvre typhoïde survenue chez les visiteurs de ces lieux que la théorie » indique comme infectés au premier chef. »

« Dans ma pensée, ajoute-t-il, la transmission de la fièvre typhoïde par les » émanations des matières des fosses d'aisances et des égouts n'est pas dé- » montrée. Il faudrait craindre d'inspirer des défiances exagérées contre ces » indispensables moyens d'assainissement de nos grandes villes. Vous verrez, » après de pareilles affirmations, maintes gens timorées trembler en passant » devant des bouches d'égout et si, pour une cause absolument étrangère, ils » viennent à être atteints de la fièvre typhoïde, ils ne manqueront pas de » l'attribuer à ces malheureuses émanations municipales si vivement accu- » sées. »

Voulez-vous d'autres faits, Messieurs ? En 1858-59, pendant les grandes chaleurs, la Tamise desséchée abandonnait sur ses rives les produits des égouts de Londres. On assimilait cette détresse à une calamité nationale. « L'Inde est révoltée et la Tamise pue, » écrivait un étranger sarcastique. Néanmoins on ne vit jamais moins de fièvres typhoïdes à Londres que pendant ces deux années.

« Que faut-il penser, nous dit enfin le professeur Arnould, à qui j'emprunte » les lignes précédentes, de l'influence de cette putridité par trop évidente et » intolérable qui s'étale au long des rues sans égouts de certaines villes, dans » les fossés ouverts qui servent d'égouts à d'autres, dans les recoins à immon- » dices, les courettes fangeuses des groupes d'habitations ouvrières, au pour- » tour des habitations du village avec les fumiers permanents, les mares à » purins, la fiente humaine dispersée partout ? Le sol y est tellement souillé » qu'il atteint la sursaturation putride et que l'eau des puits voisins est impo- » table. La même chose arrive du sol des villes où persistent la généralisation » des fosses fixes non étanches et la coutume des puits absorbants. Tout cela

(1) Bouchardat, Séance Académie de Médecine, 13 mars 1877.

» est horriblement malpropre, par conséquent d'une haute insalubrité ; reste » à savoir si la fièvre typhoïde en peut naître (1). »

Or, si ces émanations putrides suffisaient à donner la fièvre typhoïde, nous verrions des épidémies exister en permanence dans ces localités et nous savons tous qu'il n'en est point ainsi. Les cas isolés n'y sont évidemment pas rares, mais cette putridité agit, comme nous le verrons plus tard, en cause prédisposante plutôt qu'en cause déterminante. Ne sommes-nous pas, du reste, tous les jours exposés à des émanations parfois insupportables sans pour cela prendre la fièvre typhoïde ?

Ce n'est donc pas parce qu'il est imprégné d'odeurs putrides que l'air devient le véhicule de la fièvre typhoïde, mais bien parce qu'il charrie des poussiers et des corpuscules infectieux. Si parfois des émanations de fosses d'aisances ont paru, d'une façon indubitable, avoir produit la fièvre typhoïde, c'est que l'air qui provenait de ces fosses entraînait soit des particules desséchées enlevées aux parois de la fosse dans laquelle il avait circulé, soit des particules liquides projetées hors de la masse par les gaz de la fermentation.

Dans tous les cas, l'action de l'air est fort restreinte. Il est douteux qu'elle puisse dépasser les limites d'une pièce, d'une maison ou franchir une rue. C'est là la conclusion à laquelle on arrive par l'analyse des épidémies relatées par les auteurs et attribuées à l'air ; c'est celle à laquelle on arrive aussi par le simple raisonnement. Si l'air était, en effet, un aussi puissant moyen de diffusion du germe typhogène que certains auteurs ont bien voulu le dire, ne verrait-on pas lorsqu'une ville est aux prises avec la fièvre typhoïde, tous les villages situés sous le vent de cette ville, toutes les localités situées dans son voisinage être atteints à leur tour, ce qui ne s'observe que fort rarement. Une ville est-elle infectée dans toute son étendue ? Il a fallu pour cela qu'elle fût sillonnée de canaux et de tranchées aux abords desquels on observait les cas de fièvre ; ailleurs pas d'infection. Du reste, à Nancy où a régné l'épidémie que je citais plus haut, l'air n'a pas été le seul véhicule, comme l'a montré le docteur Daga ; l'eau a joué aussi son rôle. On pourrait certainement en dire autant de Francfort, et sans doute des autres épidémies analogues.

Ceci suffit, je pense, à faire justice de cette idée erronée généralement admise par le public qui veut que les épidémies soient dues à un état particulier de l'atmosphère. La meilleure preuve, nous dit-on, de la vérité de cette théorie, c'est que, le plus souvent, l'épidémie sévit à la fois sur un très grand nombre de points, presque toujours très distants les uns des autres. Lorient, Brest, Dijon, Clermont, Paris, Niort, Valence, Limoges, etc., sont en proie à la fièvre typhoïde, environ dans le même moment, et on en conclut « *qu'un air* s'est répandu sur la France créant sur son passage des foyers infectieux. » D'où vient cet air ? Que contient-il ? Là est l'inconnu. Nous voilà, Messieurs, après tant d'années de recherches, revenus au fameux *quid ignotum*, à ce génie épidémique si bien fait pour masquer l'ignorance, qui explique tout et n'explique rien. Peut-on d'ailleurs vraisemblablement croire qu'un germe venu d'on ne sait où, entraîné par les vents loin de son foyer d'origine, affaibli par le temps,

(1) Arnould, loc. cit.

la sécheresse, soit par le plus grand des hasards respiré par des êtres vivants et puisse devenir le point de départ de foyers épidémiques ? Pourquoi alors l'infection à Clermont et non à Riom, à Dijon et non à Mâcon, villes aux conditions hygiéniques presque identiques ? Pourquoi cet air empesté n'empoisonne-t-il pas tout sur son passage et ne s'attaque-t-il qu'à quelques localités seulement ? N'est-il pas plus logique, plus scientifique, plus conforme au bon sens d'admettre que des conditions inhérentes aux localités affectées ont été le point de départ de ces épidémies qui se sont développées presque toutes en même temps parce qu'elles sont nées sous cette influence saisonnière dont nous parlions plus haut et dont nous donnerons plus loin une explication des plus plausibles ? C'est évidemment à cette conclusion que nous conduisent l'observation et la saine raison, c'est donc à elle que nous nous arrêterons.

L'air, vous le voyez, Messieurs, qui jusqu'ici était presque toujours seul incriminé, ne doit plus entrer en ligne de compte que rarement comme véhicule de la fièvre typhoïde, nous croyons l'avoir surabondamment démontré ; et à ceux qui hésiteraient encore à le croire nous donnons à méditer ces trop justes paroles de Wernich : « La facilité avec laquelle on admet que l'air est le principal agent du transport et de la propagation des germes épidémiques tient à un manque d'attention, à de la paresse d'esprit et à une véritable superstition. »

§ 2. — *De l'eau.*

Si l'air n'est pas le véhicule habituel du germe typhoïde, quel est donc ce véhicule ?

C'est l'eau, Messieurs. — L'eau est l'agent de diffusion le plus puissant, le plus actif de la fièvre typhoïde et il n'y a qu'à jeter les yeux sur les observations et sur les statistiques publiées jusqu'à ce jour pour ne plus avoir aucun doute à cet égard.

En Angleterre, sur 144 épidémies, le rapport n° 7 du *Board of Health* (Conseil de santé), nous apprend que 99 doivent être rapportées au mélange non douteux des matières fécales à l'eau alimentaire, soit une proportion de 69 0[0.

Dans cette discussion de l'Académie de médecine, à laquelle je faisais allusion au début, un des membres distingués de cette Académie, M. le professeur Jaccoud apportait 106 faits relatifs à l'origine fécale de la fièvre typhoïde. Sur ces 106 épidémies 15 fois seulement l'air avait été considéré comme le véhicule du poison, 74 fois c'était l'eau et 17 fois le lait, ce qui dans le plus grand nombre des cas revient encore à l'eau, sans que j'aie besoin de dire pourquoi. Soit une proportion de 86 0[0 par l'eau ou mieux par les liquides contre 15 0[0 par l'air.

Depuis que ces faits sont connus, des recherches plus attentives ont permis de remonter plus sûrement encore à la source des épidémies et ont fait augmenter dans des proportions considérables le nombre de celles dues à l'eau qui peut être désormais hardiment porté à 90 et même 95 0[0 (1). Une circons-

(1) M. Brouardel, dans une communication récente au Congrès d'hygiène de Vienne (Autriche), en septembre 1887, porte ce chiffre à 99 0/0.

tance du reste bien remarquable et bien caractéristique que nous apprend l'analyse de tous les faits publiés, c'est que toute épidémie qui acquiert quelque importance et montre une certaine persistance doit fatalement être rapportée à l'eau, ce qui concorde parfaitement avec cette idée que nous avons pu nous faire du peu de puissance de l'infection par l'air.

Cette grande fréquence de l'infection par l'eau alimentaire nous est facilement expliquée par les nombreuses façons dont l'eau peut être contaminée. Ici ce sont des matières jetées directement dans une fontaine, dans un ruisseau, dans un puits, dont le contenu servira ensuite à l'alimentation. Là, c'est une eau potable recevant les infiltrations des fosses d'aisances, des égouts, des ruisseaux infects du voisinage, des fontaines et réservoirs ayant servi au lavage de linges souillés de matières typhiques. A la campagne, c'est la fosse à purin située côte à côte avec le réservoir qui contient l'eau alimentaire. A la ville, c'est la canalisation défectueuse des eaux, c'est-à-dire les fissures et les dislocations des tuyaux destinés à conduire l'eau de boisson et traversant un sol souillé par les infiltrations des fosses d'aisances, des puisards, des fumiers, des eaux vannes circulant dans des conduits non étanches. C'est une interception, une diminution de pression dans le service d'eau alimentaire faisant refluer ces liquides infects dans toute la canalisation. C'est encore une source mal captée sortant au milieu de maisons malpropres et par conséquent toujours en danger de contamination. Les exemples de ces faits abondent ; on les compte par centaines, et tout le monde est d'accord à leur sujet ; il n'est point extraordinaire après cela de voir une maison, un village, une ville, en un mot tous les tributaires de ces eaux typhoïsées, si je puis me servir d'une pareille expression, payer une large part à l'infection.

Si le puits, en effet, n'est l'occasion que d'une épidémie le plus souvent localisée, la source, la conduite d'eau vont porter la maladie à tout un quartier, à toute une ville, et l'on verra précisément les quartiers desservis par ces eaux être largement frappés tandis que les habitants qui puisent ailleurs leurs eaux restent indemnes.

Quelques exemples feront mieux ressortir à vos yeux : 1° la façon dont la contamination peut se faire ; 2° comment l'épidémie peut se développer et se propager ; 3° quelle distance les matières infiltrées à travers le sol peuvent parcourir pour aller contaminer un puits ou une source, et enfin 4° comment une eau extrêmement limpide et que l'analyse chimique nous révélait jusqu'ici comme une excellente eau potable peut devenir le point de départ d'une infection des plus sérieuses.

I° En premier lieu, citons l'épidémie de fièvre typhoïde qui eut lieu à Burlington (New-Jersey), dans un pensionnat de jeunes filles. Le docteur Lecomte, chargé d'en étudier les causes constata que les jeunes filles buvaient de l'eau d'une citerne qui recevait les infiltrations des fosses d'aisances. Les domestiques qui ne se servaient de cette eau que pour leur thé ou leur café, c'est-à-dire après l'avoir fait bouillir furent épargnés par l'épidémie qui s'arrêta dès que, sur l'avis des médecins, on substitua l'eau de la rivière à l'eau de la citerne pour l'usage du pensionnat. (Reproduit du *Lyon médical* par M. Guéneau de Mussy in *Etiologie et Prophylaxie de la fièvre typhoïde*, 1877, Paris.)

II° A Rouez, dans l'Aisne, une épidémie des plus curieuses eut lieu dans les conditions suivantes : Un individu est atteint de fièvre typhoïde ; les déjections sont jetées sur un tas de fumier, le traversent ainsi que le sol sous-jacent très perméable et arrivent à un cours d'eau potable. Ce cours d'eau s'élargit en un lavoir où les linges contaminés sont nettoyés et l'eau sortant du lavoir va ensuite abreuver les habitants logés en aval. Inutile de dire que l'épidémie fut très sérieuse. (Rapporté par M. le docteur Léeuyer de Beaurieux.)

III° Dans la Charente, à Cly-Ganivet, sur 80 habitants et 16 feux il y eut une épidémie qui atteignit 22 individus. Les parents des malades lavaient le linge des typhoïsants dans la fontaine même où ils puisaient ensuite l'eau de leurs boissons. (Gazette hebdomadaire des Sciences médicales de Bordeaux, 1883.)

Les deux faits précédents sont caractéristiques et montrent combien on a encore à apprendre au point de vue de l'hygiène publique et combien il est important de vulgariser ces faits pour en éviter le retour ; ce mode d'infection des eaux est, en effet, beaucoup plus fréquent qu'on ne le pense.

IV° Citons encore l'épidémie de Caterham et de Red Hill, comté de Surrey, en Angleterre, en 1879. Celle-ci fut si brusque que dans l'espace de 15 jours, 47 individus en 35 maisons, à Caterham, 132 en 96 maisons à Red Hill, tombèrent malades. L'approvisionnement d'eau de ces deux localités se faisait soit à une conduite d'eau installée à Caterham, soit à des puits particuliers et à des citernes. Des 558 maisons de Caterham, 419 prenaient leur eau à la distribution commune ; des 1700 de Red Hill 924 s'abreuvaient à la même source. L'enquête médicale sur cette épidémie montra que la maladie d'ailleurs inconnue dans ces deux bourgades, depuis de longues années, avait sévi sans distinction, aussi bien dans les élégantes villas que dans les chaumières ; qu'il ne pouvait y être question de la nocivité banale des fosses d'aisances, des canaux d'évacuation, attendu que les deux localités ont des systèmes très variables d'éloignement des immondices et que les maisons pourvues de water-closets n'ont pas mieux été partagées que celles à fosses fixes, à fosses mobiles ou à closets à terre. En revanche, il fut acquis que des 47 premiers malades de Caterham, 45 habitaient dans des maisons approvisionnées d'eau par la conduite de distribution et que les deux autres, non-seulement étaient venus dans ces maisons mais y avaient fait un large usage de l'eau de la conduite.

De même à Red Hill, de 96 maisons envahies, 91 faisaient exclusivement usage de l'eau de la distribution ; les autres en usaient plus ou moins.

La contamination de l'eau se serait produite de la façon suivante :

La Compagnie à qui appartient l'entreprise de la distribution d'eau de Caterham, avait entrepris au commencement de janvier, des travaux de terrassement en vue de parfaire l'utilisation des sources qui alimentaient la conduite et un puits d'une certaine profondeur avait été creusé perpendiculairement à cette conduite.

Parmi les ouvriers occupés au fond de celui-ci se trouvait un homme, comme on le sut plus tard, qui avait été infecté dans une ville où régnait la fièvre typhoïde et qui pendant les premiers jours de sa maladie se rendit encore au travail du fond. Obligé à des évacuations intestinales profuses et fréquentes, ce malheureux ne pouvait à chaque fois remonter à la surface ; il cédait au besoin dans le fond même et ses déjections arrivaient directement dans la conduite.

L'explosion de l'épidémie eut lieu *simultanément* à Caterham et à Red Hill, et précisément quatorze jours après la contamination de la conduite d'eau. (J. Arnould, Etiologie de la fièvre typhoïde, 1883.)

V° Une épidémie plus instructive encore est celle qui a régné à Auxerre en septembre 1882, qui en dix mois et demi, dans une ville de 13,000 âmes, a atteint plus de 800 personnes et fait 92 victimes et dont la relation a été faite par le docteur Dionis des Carrières à la Société médicale des Hôpitaux de Paris, le 8 décembre 1882. — Quelle cause pouvait-on assigner à cette épidémie ?

Depuis le 2 novembre 1881, jusqu'au moment de l'apparition de la fièvre typhoïde, la ville avait été sillonnée dans tous les sens par des tranchées destinées à l'établissement des conduites de gaz et des eaux de la rivière d'Yonne dont la distribution à la ville avait été décidée par la municipalité ; ces eaux n'ont alimenté les fontaines de la ville qu'à partir du 8 septembre. Ces travaux paraissaient au premier abord pouvoir être incriminés, mais en examinant les choses de plus près, on remarquait que les cas de fièvre typhoïde étaient répartis sur un certain nombre de quartiers de la ville, tandis que les tranchées avaient été ouvertes dans toutes les directions. La distribution des égouts ne répondait pas davantage à la localisation de la maladie et la hauteur assez considérable de la nappe d'eau souterraine ne paraissait pas non plus pouvoir être mise en cause. En pointant avec soin sur un plan les maisons où se produisaient des décès typhiques, M. Dionis des Carrières remarqua que certains quartiers étaient absolument indemnes, tandis que d'autres renfermaient presque tous les individus atteints. Tout ce qui entoure la ville : faubourgs, asile d'aliénés, nouvelle caserne, semblait épargné par l'épidémie. Or ces deux derniers établissements, entre autres, ne reçoivent pas les eaux de la ville, mais sont alimentés par deux petites sources spéciales.

Ces faits attirèrent l'attention de M. Dionis sur les eaux potables comme origine du mal, surtout lorsqu'il apprit de l'un de ses confrères qu'il y avait eu quelques cas de fièvre typhoïde, pendant le mois d'août, dans les villages voisins et en particulier dans le village de Valan, où se trouve la source qui seule avait fourni jusqu'au 1er septembre les eaux de la ville d'Auxerre.

M. Dionis se rendit donc à Valan et se fit montrer la source des eaux de la ville. Cette source sort de terre, sous une grotte, dans une cour commune entourée de bâtiments de ferme et au milieu de laquelle est entassé le fumier. Ce fumier est situé à deux mètres environ de la source qui est elle-même en contre-bas. Or, dans l'une des habitations qui bordent cette cour habite une jeune femme de vingt ans qui avait été atteinte au mois d'août d'une fièvre typhoïde grave : cette malade, du 15 au 24 août, avait eu une diarrhée abondante fournissant de 8 à 12 selles par jour et qui avait ensuite progressivement disparu. Ces selles avaient été constamment déversées sur le fumier dans la cour commune, à deux mètres de la source. Il était donc permis de penser qu'elles avaient pu s'infiltrer jusqu'au griffon qui capte, en ce point, les eaux pour les conduire dans la ville d'Auxerre ; d'autant plus que le sol est composé d'un calcaire portlandien, fendillé, très perméable. Peu de temps auparavant, on avait d'ailleurs pu constater, dans un village très voisin, qu'une source située à 30 mètres de distance d'une écurie et à 4 mètres de profondeur était souillée par des infiltrations de purin ; l'expertise, au cours du procès auquel le fait avait donné lieu, avait également montré que de l'eau colorée avec de l'ocre jaune, puis de l'eau d'alambic offrant une forte odeur de kirsch versées sur le sol de l'écurie incriminée, apparaissaient dans l'eau de la source au bout de dix minutes.

Il s'agissait dès lors, pour répondre à toutes les objections, d'instituer une semblable expérience au village de Valan et de démontrer directement l'infiltration des selles typhoïdiques dans la source des eaux de la ville. C'est ce que fit M. Dionis, en versant sur le fumier où avaient été jetées les déjections de la malade de l'eau colorée avec de l'aniline. Au bout de quelques minutes cette eau venait teindre en violet une petite source immédiatement contiguë au griffon de la source principale. L'expérience, d'ailleurs pleinement démonstrative, ne put être poussée plus loin, en présence de manifestations hostiles de la part des paysans de Valan, furieux de voir accuser l'eau de leur source d'avoir répandu une maladie grave dans le voisinage.

La répartition des cas correspondait, du reste, très exactement à la distribution des eaux de Valan dans la ville.

On remarquait, par exemple, que la nouvelle caserne qui ne reçoit point ces eaux était épargnée, tandis que dans l'ancienne qui les reçoit, on constatait un grand nombre de cas.

Dans une rue où existe un puits auquel se fournissent d'eau les 60 habitants des maisons voisines, pas un malade, bien que le reste du quartier, alimenté par les bornes-fontaines des eaux de la ville, ait été fort maltraité par l'épidémie.

D'autres faits du même genre viennent à l'appui de l'opinion de M. Dionis qui rapporte encore un dernier fait des plus concluants. Derrière sa maison s'élèvent deux couvents séparés par un mur peu élevé. Le premier pave à la ville une importante concession d'eau ; il renferme 39 religieuses : 7 ont été atteintes, une a succombé. Le second est un orphelinat pauvre auquel la municipalité a refusé la concession gratuite de l'eau de la ville et qui est alimenté par un puits. Dans cet établissement se trouvent 68 enfants et 14 religieuses ; on n'a relevé qu'un seul cas de fièvre typhoïde chez une petite fille sortie en permission et qui avait fait deux repas chez ses parents.

L'eau semble donc être bien le véhicule de la fièvre dans l'épidémie que nous venons de citer. Un fait nous frappe aussi, Messieurs, et nous vous demandons la permission de vous le signaler. Si l'air était un moyen de propagation réellement efficace de la fièvre typhoïde, comment expliquer que l'orphelinat, séparé du premier couvent par un mur peu élevé, n'ait pas été atteint? Il y avait pourtant là derrière ce mur 7 typhiques avérés, par conséquent un intense foyer de contagion.

VIº Enfin, dans l'épidémie de Pierrefonds dont il a déjà été question plus haut, l'eau qui a contenu à un moment donné jusqu'à 25,000 bacilles par litre, ne présentait que 8 à 9 milligrammes de matières organiques. L'analyse chimique faite par M. G. Pouchet la classait parmi les bonnes eaux potables.

Les liquides provenant de la fosse d'aisances voisine avaient dû, avant d'arriver au puits, traverser un espace de 20 mètres à travers le sol, espace pendant lequel ils s'étaient débarrassés des matières organiques qu'ils contenaient, mais avaient conservé les micro-organismes de la fièvre typhoïde.

Ce sont là des faits fort instructifs, mais qui n'ont rien qui doive nous étonner, puisque nous avons déjà appris par les recherches de MM. Chantemesse, Widal et G. Pouchet, que le bacille typhique se conserve mieux dans l'eau pure que dans les liquides chargés de matières organiques.

Je n'insiste pas, Messieurs, sur ces différentes observations. Des faits de ce genre se passent de tous commentaires, et comme je vous ai déjà dit que leur proportion, dans l'histoire de la fièvre typhoïde, dépassait à l'heure actuelle 90 pour cent, j'en tire cette conclusion : qu'en présence de toute épidémie il faudra commencer par suspecter l'eau. Ce soupçon, plus de 9 fois sur dix, ne manquera certainement pas de se changer en certitude.

C'est ici, Messieurs, le moment de dire un mot de la relation que l'on a voulu établir entre la genèse de la fièvre typhoïde et la hauteur de la nappe d'eau souterraine.

VIIº Pettenkofer, de Munich, ayant observé que les cas de fièvre typhoïde devenaient de plus en plus nombreux au fur et à mesure que la nappe d'eau souterraine s'abaissait, et diminuaient au contraire quand celle-ci s'élevait, a érigé cette coïncidence en loi et en a donné l'explication suivante : « En s'a-» baissant, la nappe d'eau abandonne des couches de terrains imprégnées » d'une multitude de débris organiques qui, au contact de l'air, fermentent, » se putréfient et dégagent l'agent typhique. Quand au contraire les eaux » montent, ces couches sont submergées et les phénomènes de putréfaction » sont suspendus. »

Liebermeister a donné de cette coïncidence une autre explication. Pour lui, la hauteur de la nappe liquide est mesurée par la hauteur de l'eau dans les puits. Or, si l'on admet que la fièvre typhoïde résulte des germes contenus dans l'eau et particulièrement l'eau de puits, l'explication sera facile. Quand le puits renferme peu d'eau, l'agent morbide possédant moins de véhicule est plus concentré et partant plus actif. Quand au contraire le puits se remplit, la dilution du poison est plus grande et ses effets diminuent d'autant.

Qui des deux avait raison ?

MM. Chantemesse et Widal viennent de nous démontrer que si la loi de coïncidence de Pettenkofer est vraie, dans la majorité des cas, l'explication de Liebermeister est aussi plus exacte. Toutefois la théorie de Pettenkofer ne doit pas être envisagée d'une façon trop étroite, sous peine de ne plus pouvoir répondre aux faits. Ce qu'il faut considérer, disent-ils, ce n'est pas la hauteur de la nappe souterraine du lieu où l'on réside et où règne la maladie, c'est la hauteur de la nappe du point où est recueillie l'eau de boisson. En effet, l'abaissement de la nappe souterraine c'est la diminution du débit d'une rivière ou d'une source, c'est l'accumulation sous un plus petit volume des germes nocifs qu'elle peut contenir. D'autre part, dans un terrain perméable, c'est l'attraction des microbes vers les parties déclives, c'est-à-dire vers les origines de la collection des eaux. Le contraire a lieu quand la nappe s'élève. La quantité de l'eau augmente ; pour un même poids la virulence est diminuée ou détruite. Enfin les organismes pathogènes sont refoulés loin des sources par l'ascension de l'eau souterraine.

Or, nous savons que le maximum d'abaissement de l'eau souterraine a lieu pendant l'été, à l'époque des sécheresses ; que cet abaissement existe à son plus haut degré à la fin de cette saison et au commencement de l'automne ; rien d'étonnant, après cela, que l'on voie se produire des cas de fièvre typhoïde à cette époque, cas qui pourront être assez nombreux pour constituer eux-mêmes une épidémie, ou bien, quoique isolés et rares, devenir le point de départ d'épidémies plus ou moins meurtrières. En effet, que les matières d'un de ces typhiques, jetées dans une fosse non étanche ou simplement répandues sur le sol à proximité d'un puits, d'une conduite d'eau perméable, d'une source, filtrent vers ces différentes eaux alimentaires, elles iront ainsi répandre partout la maladie.

Admettons même que ces matières ne puissent contaminer ni puits, ni conduite, ni source parfois trop éloignées pour être atteintes ; elles s'accumuleront dans le sol et pourront s'y conserver un certain temps. Surviennent alors des pluies abondantes qui lavent ce sol et entraînent le poison jusqu'aux sources et aux puits jusque-là indemnes, on verra apparaître la maladie à l'état épidémique.

Cette relation entre la quantité de pluie tombée et les cas de fièvre typhoïde a été signalée tout récemment par MM. Chibret et Augiéras, de Clermont.

Or, si le maximum de l'abaissement de la nappe souterraine a lieu en été et au commencement de l'automne, le maximum des pluies a lieu en automne, surtout vers le mois d'octobre, d'où aussi le maximum de la fièvre typhoïde à la fin de l'été et en automne, surtout au mois d'octobre. C'est là sans doute l'explication que j'appellerai météorologique de la recrudescence estivo-automnale de la fièvre typhoïde.

Il en est encore une autre. A la fin de l'été, l'eau manque dans une foule de villes mal approvisionnées. Pour subvenir aux besoins de la population et combler le déficit, on fait appel alors soit à l'eau de rivière (à Paris : la

Seine, la Marne), soit à des sources ou ruisseaux qui, pour avoir des eaux en apparence limpides, ne sont rien moins que pures, et on ne tarde pas à voir apparaître la fièvre typhoïde.

Quoi qu'il en soit de toutes ces explications basées sur les découvertes modernes et dont la preuve n'est peut-être pas suffisamment faite, il n'en est pas moins vrai que c'est toujours l'eau qui joue le principal rôle et que c'est contre elle que nous aurons presque toujours à nous prémunir pour nous sauvegarder de la fièvre typhoïde.

L'air et l'eau sont-ils les seuls véhicules du germe typhogène ?

On a démontré, surtout en Angleterre, que LE LAIT coupé d'eau ou souillé par des poussières typhogènes, dans les vacheries mal installées, pouvait devenir aussi des sources d'infection, et on en a cité plus de cinquante exemples. Le professeur Arnould de Lille, tout en admettant la possibilité de ces faits, croit qu'on en a exagéré l'importance.

LES ALIMENTS ont pu aussi être mis en cause dans trois épidémies qui ont eu lieu en Suisse, entre autres celles de Kloten et d'Adelfingen. Chaque fois on a accusé la mauvaise qualité de la viande. Nous ne savons si de pareilles causes peuvent amener l'infection typhoïde, mais on conçoit facilement que si on se sert, pour préparer les aliments, d'une eau contaminée sans que cette eau ait passé par une température suffisante pour tuer les germes qui y sont contenus, il peut y avoir production de la maladie.

Enfin l'homme et les objets à son usage : les vêtements, les meubles, etc., ont été mis aussi en suspicion. Peuvent-ils devenir réellement des véhicules du poison typhogène ? C'est possible ; mais c'est là une cause d'infection fort rare. Il faut en effet que les vêtements, les meubles, les linges soient chargés de matières qui se dessècheront ou recouverts de poussières qui, en se disséminant dans l'air, pourront déterminer la contagion. Or, si les linges souillés peuvent parfois transmettre la maladie à ceux chargés de les remuer, de les plier, de les laver, ainsi qu'en atteste le grand nombre des blanchisseuses soignées dans les hôpitaux, on peut dire que d'ordinaire la quantité des matières typhogènes n'est pas suffisante pour que sa dissémination dans l'air puisse produire la fièvre typhoïde. Un organisme sain résiste en effet, et comme nous l'avons déjà dit, à l'attaque de quelques bacilles ; il ne succombe que devant le nombre.

Ces différentes notions que nous venons d'acquérir : 1° de l'impuissance du germe typhique à s'échapper des matières humides ; 2° du peu d'efficacité de l'air comme véhicule de ce germe ; 3° de son transport presque nul par l'homme et les objets à son usage, vont nous permettre de nous expliquer très catégoriquement devant vous sur un point fort intéressant et extrêmement important, celui de la *contagion* de la fièvre typhoïde.

Cette maladie est *contagieuse*, c'est là un fait évident, incontestable, et qu'un exemple pris au hasard, entre mille, va vous démontrer d'une façon péremptoire. « Un enfant de treize ans, écolier à Vannes, contracte au mois d'août la » fièvre typhoïde dans cette ville ; il est transporté au village du Renal-en-

» Plaudrey, dans sa famille, où il ne tarde pas à mourir en transmettant la » maladie à son père, âgé de 55 ans et à sa sœur âgée de 16 ans. L'un et » l'autre succombent après une lutte de cinq à six semaines. La domestique » qui soignait ces trois malades contracte à son tour la fièvre typhoïde et » retourne chez ses parents au village de Trédice où elle meurt, léguant sa » maladie à sa mère et à sa jeune sœur qui toutes deux ont été excessive- » ment mal. La fièvre typhoïde ainsi répandue au village de Plaudrey est » devenue épidémique, a envahi plusieurs villages et atteint quarante per- » sonnes, dont neuf ont succombé ! » (M. Gueneau de Mussy. Loc. cit.)

C'est là un fait de contagion bien remarquable sur lequel il n'est point besoin d'insister. Mais ce que nous voulons bien faire ressortir, c'est que la fièvre typhoïde n'est pas contagieuse *directement, immédiatement*, comme la variole, la rougeole, la scarlatine, et qu'elle ne l'est que par les produits excrémentiels qui, en cédant à l'air ou à l'eau leurs principes typhogènes, amènent l'infection. On peut donc le plus souvent approcher, visiter, toucher un malade atteint de fièvre typhoïde, *respirer le même air que lui*, sans gagner la maladie, ce qui n'arriverait certainement pas pour un varioleux ou un scarlatineux.

La non-contagiosité directe de la fièvre typhoïde peut être démontrée par la statistique, l'observation et le raisonnement.

Murchison, l'un des auteurs qui se sont le plus occupés de la fièvre typhoïde, en Angleterre, nous raconte qu'en neuf ans près de 6,000 malades ont été soignés au contact de 3,500 typhoïsants ; il n'y a pas eu un seul cas de contagion. Le même auteur nous rapporte encore qu'en vingt-trois ans, près de 6,000 typhoïsants ont été soignés à l'hopital des fiévreux de Londres ; 17 seulement des employés ont pris la maladie et encore plusieurs d'entr'eux n'avaient pas communiqué avec les malades. Plus près de nous et tout récemment, M. le Dr Besnier, à Paris, nous apprend que dans le temps pendant lequel 2,315 malades atteints de fièvre typhoïde étaient soignés dans les hôpitaux, on ne comptait que 11 infirmiers ou infirmières atteints. — La plupart des médecins partagent du reste cette opinion de la non-contagiosité directe de la fièvre typhoïde. Je dis la plupart et non pas tous car, se basant sur la transmission fréquente surtout observée dans les campagnes et de temps à autre dans les hôpitaux, un certain nombre d'entre eux se sont faits partisans de cette contagion immédiate.

Or, à la campagne, je n'ai pas besoin de vous dire que l'unique réceptacle des matières excrémentitielles et par suite du poison typhogène, lorsqu'il existe, c'est le sol ; qu'on y pratique journellement le jetage à la rue ; qu'enfin le plus souvent la fosse à purin est située côte à côte avec le réservoir d'eau potable.

C'est évidemment peine perdue que de vous signaler l'horrible promiscuité qui règne dans ces habitations où la même chambre abrite tous les membres d'une famille parfois nombreuse, où le sol est à découvert et s'imprègne de toutes sortes d'impuretés qu'il rendra plus tard à l'atmosphère, où enfin les soins de propreté sont absolument inconnus. Il n'y a rien d'étonnant que la maladie, dans ces conditions, se propage à presque tous les membres de la famille. Comment s'est faite la propagation ? Il est souvent difficile de le dire ; mais à coup sûr elle ne s'est pas faite par voie directe et immédiate.

Dans les hôpitaux, l'air vicié (7 à 8,000 bactéries) est plus favorable aux chances de transmission, et encore ici sur un relevé de plus de 13,000 typhoïsants soignés dans les différents services, soit à Paris soit à Londres, ne trouvons-nous que 83 cas de contage présumé, dont 51 parmi les infirmiers, gens exposés au premier chef, car ils touchent à chaque instant les malades, et pour peu qu'ils ne pratiquent pas une désinfection sérieuse de leurs mains, voilà la contamination possible, toujours par l'intermédiaire, du reste, des matières excrémentitielles.

Tous ces cas de contage présumé direct sont-ils encore bien démontrés ? Il faut être bien circonspect dans leur appréciation, et vous me permettrez de citer à l'appui de mon dire un fait bien caractéristique rapporté par le docteur Siredey, médecin de l'hôpital Lariboisière, à Paris (1).

« Etonné, nous dit-il, de lire un jour dans un journal que les malades de » l'hospice Lariboisière, où je n'avais jamais vu de filtre, buvaient de l'eau » filtrée, je demandai à voir le réservoir servant à l'alimentation des ma- » lades. Celui-ci était situé dans une pièce remplie de haillons sordides et » d'objets de pansement : gouttières, ouate, etc., plus ou moins souillés de » pus. L'eau contenue dans ce réservoir avait un aspect infect et je n'ai pas » besoin de vous dire qu'elle servait de véhicule à tous les germes patho- » gènes connus. Or de pareils faits ne sont pas rares ; voilà pour les cas de » contagion nosocomiale. Pour les épidémies de maison, on peut invoquer » souvent la même origine ; il m'est arrivé une fois de constater que l'eau » dont faisaient usage les habitants d'une maison était alimentée par une » pompe communiquant avec une fosse d'aisances. »

Eh bien, Messieurs, un des collègues de M. Siredey venait de se déclarer partisan de la contagion directe, parce qu'il avait observé, dans ce même hôpital Lariboisière, 13 cas de contagion au contact de 178 typhoïsants. Il est vrai de dire qu'il s'en étonnait fort, car ailleurs il n'avait pu constater que 2 cas de contage au contact de 204 malades. Son étonnement a certainement dû disparaître après les explications de M. Siredey.

Cette faible contagiosité de la fièvre typhoïde s'explique aisément du reste par ce fait que les germes typhoïdes quittent le malade dans un état tel qu'ils n'ont aucune chance de se mêler à l'atmosphère. « *Lorsque les selles des fiévreux,* » *en effet, sont éloignées sans retard, que les linges salis sont enlevés au fur et à* » *mesure, que les malades eux-mêmes sont débarrassés avec l'eau tiède et l'éponge* » *de leurs propres souillures, que les parquets, la literie, les ustensiles sont l'objet* » *de soins de propreté minutieux, il n'y a place nulle part pour la dessiccation des* » *produits qui renferment les germes : il n'y a aucune occasion de formation de* » *poussières et par conséquent l'atmosphère des malades n'est pas dangereuse*(2). »

Je sais bien que ces soins sont souvent difficiles à prendre, qu'un moment d'oubli, que la moindre négligence vont créer la possibilité de la contagion,

(1) *Semaine médicale* du 18 août 1886. P. 328.

(2) Arnould. Loc. cit.

et c'est justement pour vous montrer à quel degré de sécurité on en arrive avec ces mille précautions de propreté, que j'ai insisté sur la non-contagiosité que je pourrais dire absolue, si ces précautions étaient prises.

Il y a aussi, Messieurs, une question d'humanité à faire ressortir catégoriquement l'absence ordinaire de la contagion directe dans la fièvre typhoïde. Nombreux sont les malheureux malades, surtout dans les campagnes, qui voient le vide se faire autour d'eux quand on a prononcé ce nom malsonnant de fièvre typhoïde; nombreuses sont les victimes de cette terreur, bien peu justifiée cependant, et j'en pourrais citer des exemples. J'espère que désormais les gardes se rassureront en pensant que la contagion ne se fait que dans la proportion de 1 sur 150 malades; que même elle disparait complètement avec les soins minutieux de propreté et de désinfection, et nous n'entendrons plus dire autour de nous que, même à prix d'or, on n'a pu trouver personne pour transporter un pauvre enfant malade d'un lit à un autre.

III

FACTEURS DE RÉCEPTIVITÉ.

Jusqu'ici, Messieurs, nous ne nous sommes occupé que des causes déterminantes de la fièvre typhoïde, c'est-à-dire du bacille et de ses véhicules; nous devons maintenant, pour être complet, vous dire un mot du milieu dans lequel le bacille va se propager, c'est-à-dire de l'homme et des conditions qui le rendent plus ou moins apte à prendre la maladie. C'est l'histoire de toute culture; en même temps que la semence il faut bien connaître le terrain dans lequel elle va se trouver répandue.

Or, les conditions qui rendent plus ou moins apte à gagner la fièvre typhoïde sont assez complexes et nombreuses. Elles sont connues surtout par l'observation et n'agissent pas toutes à un même degré. Quelques-unes, comme nous le verrons, ont une telle efficacité qu'on les a longtemps considérées comme les causes réelles, efficientes de la maladie, et que même quelques auteurs, encore aujourd'hui, restent fidèles à cette conception étiologique. Nous allons les résumer rapidement en suivant la classification du professeur Arnould de Lille. Ce sont :

1° *L'absence d'une atteinte antérieure.* L'observation semble, en effet, démontrer qu'une première atteinte confère une immunité qui, pour n'être pas définitive, n'en est pas moins précieuse, car les nouvelles attaques de la maladie seront à peine perçues et ne détermineront tout au plus que des formes légères de la maladie;

2° *L'âge.* Ce sont les individus de 16 à 40 ans qui sont le plus exposés à la fièvre typhoïde; la plus grande fréquence se manifestant de 20 à 25 ans. Je dois toutefois dire que dans l'épidémie que nous venons de traverser, les enfants de 4 à 15 ans ont payé un large tribut à la maladie, puisque, pour ma seule part, j'en ai compté 23 sur 35 malades. Les nouveau-nés et les personnes âgées de plus de 40 ans sont rarement atteints;

3° *La non-accoutumance aux milieux typhogènes.* C'est encore un fait d'observation que les individus qui vivent dans un milieu où la fièvre typhoïde est endémique, sont moins exposés aux atteintes de la maladie que les nouveaux venus. Cela tient sans doute aux deux raisons suivantes : ou chaque individu absorbant le poison par petites doses et d'une façon permanente s'acclimate par une série de petites atteintes à peine perçues; ou mieux, l'économie s'habituant aux milieux viciés, à l'air impur, à l'alimentation insuffisante et souvent peu saine des grandes villes, n'en éprouve à la longue aucun trouble de nutrition, aucune dépression physique, et échappe par suite à l'action adjuvante de ces causes. Le nouveau venu, au contraire, qui n'a pas encore subi l'influence de l'air urbain, de l'atmosphère de la vie en commun, de l'encombrement même, va par le fait de son acclimatement subir une dépression physique qui le rendra plus apte à contracter la fièvre typhoïde. Cela est si vrai qu'il suffit, même pour les acclimatés, d'avoir quitté la ville pendant quelque temps, d'avoir passé les vacances à la campagne, c'est-à-dire d'avoir « échangé l'air putride de la ville contre un air tonique » pour redevenir apte à prendre la fièvre typhoïde.

4° *L'influence banale de la souillure des milieux.* Au premier rang, Messieurs, de ces conditions dépressives de l'organisme que je vous signalais tout à l'heure, il faut placer ce que le professeur Arnould appelle « l'influence banale de la souillure des milieux », c'est-à-dire : le sol putride avec ses exhalaisons ; les émanations des fosses d'aisances, des égouts, des ruisseaux infects, des dépôts d'immondices; l'eau de boisson surchargée de matières organiques ; l'air animalisé, infect de la vie en commun, de l'encombrement; l'atmosphère viciée des locaux malpropres au dedans et au dehors. Ce sont là, vous le comprenez aisément, des influences qui dépriment à tel point l'organisme, qu'on a pu les prendre parfois pour la vraie cause de la maladie, surtout quand à ces influences nocives déjà si grandes, viennent s'ajouter celles plus fatales encore peut-être des fatigues, des excès, du surmenage intellectuel ou physique.

On conçoit, en effet bien facilement, qu'un tube digestif imprégné de matières organiques en fermentation, qu'un sang souillé par les gaz de la putréfaction puissent devenir pour le germe typhique un milieu de culture au même titre que les liquides chargés d'immondices qui le contenaient auparavant. Un organisme sain, au contraire, résiste et ne présente qu'un terrain où la culture ne pourra pas se faire et où le germe sera détruit rapidement.

Quant à attribuer aux fatigues isolées, à l'encombrement seul, la possibilité d'engendrer la fièvre typhoïde, c'est une conception étiologique qui ne saurait subsister devant les faits, et je n'en veux pour preuve que cette conclusion à laquelle arrive le docteur Moursou après avoir étudié les causes et la marche de toutes les épidémies qui ont régné à bord des navires de la marine française partis de Toulon depuis la guerre de Crimée jusqu'en 1884 (1). « Certains auteurs, dit-il, ont prétendu que la fièvre typhoïde naissait à bord » des navires chaque fois qu'il y avait encombrement. *Or, mes recherches » démontrent que les navires les plus encombrés ne sont pas toujours ceux qui » ont offert le plus de fièvre typhoïde et même quelques-uns n'en ont pas eu un » seul cas.*

(1) Moursou. Archives de Médecine navale. 1885.

» *L'infectieux typhoïde, lorsqu'il est importé à bord d'un navire, évolue ad-*
» *mirablement dans un milieu où les conditions de typhisme existent. Mais lors-*
» *qu'il n'y a pas eu importation préalable de cet infectieux typhoïde, quel que*
» *soit l'encombrement, la fièvre typhoïde n'existe pas.* » Puis il ajoute : « Sur
» des transports pris dans des conditions identiques de navigation, l'encom-
» brement considéré isolément ne paraît pas avoir d'action sur la morbidité
» de la fièvre typhoïde, mais s'il n'agit pas sur elle, il augmente incontesta-
» blement sa mortalité et sa gravité en les compliquant. »

Ces quelques explications étaient nécessaires pour détruire cette idée trop accréditée, même parmi les savants, de la possibilité du développement de la fièvre typhoïde par le seul fait de l'encombrement ; elles étaient aussi indispensables pour que nous comprenions comment il se fait que tel individu soit atteint plutôt que tel autre et surtout pourquoi les soldats et parmi eux les jeunes recrues offrent une prise si considérable aux attaques du typhus abdominal. C'est que chez eux toutes les causes adjuvantes, tous les facteurs de la réceptivité se trouvent réunis au plus haut degré. L'absence d'atteinte antérieure pour la plupart, l'âge, l'influence de la souillure des milieux dans les vieilles casernes et même dans les nouvelles encore mal organisées au point de vue hygiénique, la fatigue, les excès, l'encombrement, l'alimentation souvent insuffisante font de ces jeunes gens une proie facile pour le fléau typhoïde, à tel point qu'on a pu dire, à juste titre, qu'ils étaient le réactif de la salubrité d'une ville. Loin donc, Messieurs, d'y devenir les propagateurs des épidémies de fièvre typhoïde que l'on y rencontre, ils n'en sont que les premières et les plus tristes victimes.

Encore un mot, Messieurs, et nous en aurons fini avec l'étude des causes adjuvantes de la fièvre typhoïde.

Cette préparation du terrain destiné à recevoir le germe typhogène nous fournit aussi l'explication du temps plus ou moins long que la maladie met à éclore, temps auquel nous avons donné le nom d'*incubation*.

Que la dose du poison soit forte, le terrain favorable, nous verrons rapidement éclater la maladie qui pourra présenter une gravité exceptionnelle. Le terrain est-il moins favorable ? la dose du poison doit augmenter pour produire des effets sérieux, et au fur et à mesure que la résistance du sujet devient plus grande, nous voyons la maladie avoir une plus grande difficulté à éclore et même parfois l'organisme sortir sain de cette lutte contre le microbe. La période d'incubation moyenne est de 12 à 20 jours. Il n'est pas rare de voir la maladie éclater plus rapidement ; moins rares encore sont les périodes d'incubation plus longues atteignant 30 et 35 jours. Le docteur Moursou a pu observer des incubations prolongées de 60 jours. L'organisme avait sans doute résisté jusque-là : une cause déprimante est survenue et le germe infectieux est resté maître du terrain. La plupart des cas de ce genre sont du reste fort graves.

IV

MOYENS PROPHYLACTIQUES.

Nous voilà, Messieurs, en possession de nos trois facteurs.

1° *Cause :* le bacille typhique.

2° *Moyens de propagation :* le sol, l'air et l'eau, surtout l'eau.

3° *Conditions les plus propices à cette propagation :* certaines conditions de température, certaines conditions météorologiques et réceptivité plus ou moins grande des individus, réceptivité dont nous avons passé en revue les différents facteurs.

Quelle opération devons-nous faire maintenant pour obtenir le résultat cherché?

A. Puisque nous avons affaire à un parasite, essayer de le détruire partout où il se présentera.

B. S'il n'a pas pu être détruit, empêcher sa propagation.

C. Mettre l'homme en des conditions telles qu'il ne soit plus un terrain favorable au développement du parasite.

Toutes ces choses, Messieurs, sont à un plus ou moins haut degré en notre pouvoir et entrent dans les attributions soit de l'hygiène publique soit de l'hygiène privée.

Malgré tout le désir que j'en aurais, il m'est impossible, Messieurs, faute de temps, d'entrer dans le détail des mesures à prendre contre la fièvre typhoïde, soit avant les épidémies soit pendant. Je ne puis ici que vous tracer les grandes lignes de la prophylaxie qui doit exercer son action :

1° *Contre le bacille lui-même.* Désinfection des matières immédiatement après leur exonération, — désinfection des récipients destinés à les recevoir, en un mot destruction sur place des micro-organismes.

On arrivera à ce résultat à l'aide d'une série de désinfectants, parmi lesquels nous devons citer en première ligne : le sublimé corrosif, le sulfate de cuivre, le chlorure de zinc, le sulfate de fer. — L'acide phénique (phénol) n'a qu'une action médiocre, peu sûre et ~~de peu~~ de durée.

2° *Contre les milieux de conservation et de propagation.*

a. Le sol. Il faut dorénavant éviter l'infection du sol, c'est-à-dire empêcher le jetage à la rue et supprimer les récipients creusés dans la terre, — récipients dont l'étanchéité n'est jamais certaine ; d'où la nécessité de se préoccuper de trouver le moyen le plus sûr et le plus rapide d'évacuer les matières excrémentitielles.

b. L'air. L'empêcher de devenir le véhicule des corpuscules infectieux. Pour cela : défendre l'abandon d'impuretés sur le sol et veiller sévèrement à ce que les prescriptions à ce sujet soient scrupuleusement observées. D'autre part, maintenir le sol légèrement humecté par des arrosages fréquents ; redoubler de précautions lorsqu'on ouvre des tranchées dans les rues et assurer chaque fois l'humidité permanente du sol.

c. L'eau. Ce point doit attirer toute notre attention. Il faut que les villes soient approvisionnées d'excellentes eaux provenant de sources éloignées de toute agglomération humaine et admirablement captées. Pendant tout son parcours, l'eau doit garder sa pureté originelle, et pour cela il faut que la conduite, isolée des terrains avoisinants, parfaitement étanche, ne puisse laisser pénétrer à travers ses parois aucun liquide suspect, aucun gaz. Cette question est si importante, Messieurs, qu'il existe en ce moment dans les Pays-Bas une *Société internationale* dite *des eaux potables*. Enfin, suppression autant que possible des puits dont l'innocuité n'est jamais assurée.

En temps d'épidémie, boire de l'eau bouillie, qui se trouve alors débarrassée des germes nocifs, ou mieux encore de l'eau filtrée au moyen de filtres spéciaux qui arrêtent les bacilles au passage.

3° Avant et surtout pendant les épidémies, ne jamais enfreindre aucune des lois générales de l'hygiène, c'est-à-dire éviter à tout prix la souillure des milieux, les agglomérations malsaines, l'encombrement ; avoir des maisons largement ventilées ; ne jamais s'exposer à de trop grandes fatigues et aux excès. Ce sont là, Messieurs, je n'ai pas besoin de vous le dire, des préceptes de la plus haute importance.

Quand l'on aura fait tout cela, me direz-vous, le problème sera-t-il résolu ? Oui, il le sera, en grande partie du moins, car la fièvre typhoïde est aujourd'hui tellement ubiquitaire qu'il serait puéril de vouloir empêcher son importation. Mais on peut détruire chaque cas qui se présentera sur place, circonscrire en peu de temps la maladie et empêcher sa propagation. Les épidémies disparaîtront tout d'abord, les cas isolés ensuite.

Partout où ces préceptes ont été appliqués méthodiquement, voici à quels magnifiques résultats on est arrivé :

En Angleterre : la mortalité par fièvre typhoïde, qui de 1850 à 1860 était de 9,1 pour 10,000 habitants, n'était plus, en 1881, que de 2,7.

Certaines villes, comme Bristol, ont vu cette mortalité baisser de 10 à 6 ; Leicester, de 14,6 à 7,75, et Merthy-Thydfild, de 21,3 à 8,6.

En Allemagne : Munich a vu cette même mortalité descendre de 24,2 à 7,18 ; Hambourg, de 48,5 pour mille décès généraux à 10,5 ; Francfort, de 8,5 à 1,1, et enfin Berlin, qui avait eu une mortalité typhoïde variant de 6 à 14 par 10,000 habitants, en 1884 n'avait plus que 1,2 ; Dantzig a baissé de 10 à 0,74.

En Belgique : la mortalité par fièvre typhoïde s'est aussi singulièrement affaiblie.

Les épidémies deviennent de plus en plus rares.

Pendant que la fièvre typhoïde diminue considérablement chez nos voisins, que se passe-t-il en France ?

Paris, qui de 1869 à 1877 avait eu une mortalité typhoïde de 4,84 pour 10,000 habitants, a vu de 1880 à 1882 cette mortalité s'élever à 9,55, juste le double. Il en est de même des villes de province.

En octobre 1882, tandis que Londres, qui a plus de 3 millions d'habitants, n'avait que 130 décès typhoïdes, à Paris on en constatait 801. C'est même là un argument considérable en faveur de la non-transmission du germe par l'air, car à Londres la rougeole, la variole et la scarlatine font dix fois plus de ravage qu'à Paris, tandis que, grâce au perfectionnement apporté dans le système des égouts et de conduite d'eau, il n'y a presque plus d'épidémies typhoïdes.

Enfin, dans l'armée française la mortalité par fièvre typhoïde, en 1883, était de 3 pour 1,000, tandis qu'en Angleterre et en Allemagne elle était six fois moindre ; elle n'atteignait pas 0,5.

Pourquoi ces différences considérables entre notre pays et ceux que nous venons de citer ?

C'est que là, on ne s'est pas contenté seulement d'assainir les villes, de donner à l'évacuation des matières excrémentitielles tous les soins désirables et de faire des approvisionnements d'une eau pure et saine à l'abri de toute contamination possible, ce qui eût suffi à la rigueur à débarrasser du fléau typhoïde. On a compris que l'administration supérieure avait des devoirs encore plus sérieux à remplir, que les municipalités n'avaient pas le droit de se désintéresser des questions d'hygiène privée, et l'on a créé une véritable direction de la santé publique, une sorte de ministère de l'hygiène, entre les mains de gens compétents, en dehors complètement des attributions politiques et commerciales.

On a encore compris qu'un individu n'avait pas plus le droit de contaminer ses voisins qu'un industriel d'émettre des émanations malsaines et incommodes dans une ville ; aussi a-t-on fait des lois de prévoyance contre les maladies contagieuses au même titre que contre les industries incommodes ou malsaines, et on a rendu obligatoire la déclaration de toutes les maladies contagieuses ou épidémiques aux autorites civiles ou sanitaires.

Dans tous ces pays, chaque fois qu'un individu est atteint d'une maladie contagieuse, le cas est signalé à l'administration compétente qui fait prendre immédiatement des mesures contre la contagion possible et fait faire la désinfection obligatoire des linges, vêtements, meubles, etc., qui ont servi au malade et de la pièce dans laquelle il a séjourné.

Des instructions détaillées sont remises aux particuliers indiquant toutes les mesures à prendre, et l'exécution de ces mesures est surveillée par les soins de l'administration qui édicte des peines sévères contre ceux qui éludent les prescriptions de la loi. En Suisse ces peines sont : une amende qui s'élève jusqu'à mille francs et un emprisonnement qui peut être de six mois.

En France, au contraire, sous prétexte de ne pas porter atteinte à la liberté individuelle, on oublie le droit que la collectivité a de ne pas être victime de l'imprévoyance ou de la négligence d'un seul. « Chez nous, un varioleux ou » un scarlatineux peut venir secouer sur nous la poussière de ses habits et » semer la maladie autour de lui sans qu'aucun règlement de police, sans » qu'aucune loi punisse ce délit contre la sécurité publique. » Un typhoïsant peut déverser ses déjections dans la rue et contaminer un puits, une source, sûr qu'il est de l'impunité. « Cependant depuis de longues années des lois et » des règlements de police imposent la désinfection des écuries, des étables, » etc., où ont séjourné des animaux atteints de maladies contagieuses et em- » pêchent la libre circulation de ces animaux sur les marchés et les voies pu- » bliques.

» Espérons, ajoute le professeur Vallin à qui j'emprunte quelques-uns des

» détails précédents, qu'un jour viendra où les hommes seront aussi bien » protégés que les chevaux et les moutons contre la transmission des maladies contagieuses. »

Quelques tentatives ont été faites en ce sens par des municipalités telles que Le Havre, Reims, Nancy ; espérons que cet exemple sera suivi partout.

Quand, à l'instar de l'Angleterre, de l'Allemagne, des Etats-Unis et de tous ces pays qui nous environnent jusqu'à la Serbie, nous aurons assaini nos villes, trouvé le moyen d'évacuer promptement et sûrement les matières excrémentitielles, donné aux habitants de bonnes eaux ; quand la loi aura créé une direction de la santé publique et armé convenablement les autorités sanitaires contre les maladies contagieuses ; quand partout existeront des stations de désinfection ; quand, enfin, l'instruction répandue à profusion aura fait comprendre aux individus de toutes les classes les merveilleux bénéfices à retirer d'une sûre hygiène largement pratiquée ; alors nous verrons la fièvre typhoïde diminuer rapidement et les épidémies disparaître. Nos petits-enfants, sinon nos enfants, pourront dès lors voir se réaliser cette espérance que j'émettais au début de cette conférence, de la disparition complète de la fièvre typhoïde, maladie dont on a pu dire qu'elle était « UBIQUITAIRE » et que nous en traversions aujourd'hui un véritable règne.

Clermont-Ferrand, imprimerie MONT-LOUIS, rue Barbançon, 2.

CLERMONT-FERRAND. — IMPRIMERIE MONT-LOUIS, RUE BARBANÇON, 2

www.ingramcontent.com/pod-product-compliance
Lightning Source LLC
LaVergne TN
LVHW050506160826
845677LV00003B/965

* 9 7 8 2 3 2 9 6 5 1 1 5 6 *